Inhaltsverzeichnis

Zucker Detox – Zuckerfrei
10 Tipps um die Zuckersucht zu beenden!
Alternativen zum Zucker und 30 leckere zuckerfreie Rezepte – darum ist Zucker gefährlich

Autor -Axel Süß

Einleitung

Liebe Leserin, lieber Leser!

Das Frustrierende an der Zuckersucht ist, dass wir sehr oft nicht in der Lage sind die immer wiederkehrenden Heißhungerattacken zu verhindern.
Egal wie viel Disziplin und Willenskraft wir aufwenden, wir scheinen dem Heißhunger hilflos ausgeliefert und machen uns immer wieder Vorwürfe, weil wir uns mit unserem Verhalten schaden.
Wir müssen eine Strategie verfolgen, um Heißhungerattacken zu verhindern. Nur so schaffen wir es langfristig unser Wunschgewicht zu erreichen und gesünder zu leben. Aber wie schaffen wir das? Gibt es so etwas wie ein „Heilmittel"?

Ihr
Axel Süß

Was ist Zucker Detox und was macht es mit und für Ihren Körper?

Zucker Detox – Entwöhnen Sie Ihren Körper von Zucker

Sehen Sie einen Zusammenhang zwischen dem, was Sie essen und dem, wie Sie sich fühlen? Fühlen Sie sich oft schlapp, träge und antriebslos? Gibt es diesbezüglich überhaupt einen Zusammenhang mit Ihrer Ernährung?

Die häufigste Ursache für Schlappheit und Energielosigkeit ist der Verzehr von Zucker, raffinierten Kohlenhydraten und verarbeiteten Lebensmitteln. Zucker und raffinierte Kohlenhydrate haben eine suchterzeugende Wirkung und zudem einen negativen Einfluss auf die Prozesse des Körpers!

Was bewirkt eine Überdosierung an Zucker? Es behindert die Nährstoffaufnahme im Körper, sorgt für kurzfristige Hyperaktivität mit folgender Müdigkeit, ggf. Depressionen, Kopfschmerzen, Erkältungen, Nebenhöhlenproblemen, geistige Verwirrtheit, innere Unruhe und Schläfrigkeit.

Eine chronische Überdosierung an Zucker sorgt außerdem für Bauchfett, erhöht das Risiko von Bluthochdruck, Diabetes, ggf. Krebs und erschwert das Abnehmen.

Wenn Sie eine große Menge an Zucker verzehren, wandelt Ihr Körper die benötigte Menge in Energie um und speichert den Rest als Körperfett. So nehmen Sie immer mehr Körperfett an der Taille, Hüften, Oberschenkeln und im Gesicht zu.

All dies beeinträchtigt Ihre Gesundheit nachdrücklich.

Den Körper von Zucker entwöhnen

Sie wollen eine effektive Methode, um Ihren Körper von Zucker zu entwöhnen? Dann ist die beste Möglichkeit die Folgende: Hören Sie abrupt auf Zucker zu konsumieren. Ähnlich wie bei Kokain oder Nikotin kann eine langsame Zuckerentwöhnung den Prozess erschweren und schneller zu einem Rückfall führen.

Eines sollten Sie aber wissen: Anfangs kann der plötzliche Verzicht auf Zucker zu Entzugserscheinungen (Kopfschmerzen, Traurigkeit, Übelkeit, Müdigkeit oder Heißhunger auf Süßes) führen. Diese Entzugserscheinungen treten sehr oft dann auf, wenn Sie eine Mahlzeit vollständig verdaut haben. Dann steigt sehr oft der Heißhunger auf Zucker. Ihr Körper wird Ihrem Gehirn signalisieren, dass er wieder hungrig ist. Mit einem Keks oder zuckerhaltigem Getränk könnte dieser "Hunger" gestillt und die Entzugserscheinungen, wie Traurigkeit oder Kopfschmerzen gelindert werden.

Dieser Kreislauf muss jedoch aufhören. Deswegen ist es sehr wichtig, dass Sie komplett auf Zucker verzichten. Oft genügen bereits 3 bis 10 zuckerfreie Tage, um den Körper vom Zucker zu entwöhnen.

Wie lindern Sie die Entzugserscheinungen?

Integrieren Sie in jede Mahlzeit Proteine

Proteine sind sehr wichtig, um den Blutzucker- und Insulinspiegel zu regulieren. Sie reduzieren auch Heißhunger, regen die Fettverbrennung an und sorgen für ein längeres Völlegefühl. Vor allem zum Frühstück sollten Sie proteinreiche Lebensmittel verzehren.

Die folgenden Lebensmittel enthalten viele Proteine: Eier, Mandeln, Walnüsse, Chia Samen, Quinoa, Reisprotein, Erbsenprotein, Linsen, Bohnen, Lachs und Makrele.

Wählen Sie die richtigen Kohlenhydrate

Auf stärkehaltige Lebensmittel, wie Kartoffeln, Süßkartoffeln, Winterkürbisse und Rüben sollten Sie während der Zuckerentwöhnung verzichten. Einerseits erschweren sie den Prozess und können darüber hinaus den Heißhunger auf Süßes verstärken.

Essen Sie lieber nicht-stärkehaltige Lebensmittel, wie Brokkoli, Grünkohl, Kohl, Spargel, Zucchini, Tomaten, Fenchel, Auberginen, Artischocken und Paprika. Diese Lebensmittel werden die Entzugserscheinungen lindern.

Integrieren Sie gute Fette

Gute Fette sorgen für ein lang anhaltendes Sättigungsgefühl. Sie regulieren Ihren Blutzuckerspiegel und versorgen Ihre Zellen mit reichlich Energie. Dadurch kann der Heißhunger abgeschwächt werden. Auch Symptome, wie Müdigkeit und Konzentrationsstörungen werden deutlich abgemildert. Integrieren Sie diese Fette am besten in jede Mahlzeit! Aber was sind überhaupt „gute Fette"? Das sind z. B. Nüsse, Samen, Avocados, Kokosöl, Kokosbutter, Olivenöl und Fische, wie Lachs und Makrele.

Reduzieren Sie Ihren Stress

Stress verursacht hormonelle Veränderungen in
Ihrem Körper. Durch den erhöhten Cortisolspiegel
steigt Ihr Appetit auf fettige und süße Lebensmittel.
Auch die Fettspeicherung am Bauch wird verstärkt.
Je weniger Stress Sie haben, desto mehr Fett
verbrennt Ihr Körper!

Aber wie können Sie Stress abbauen?

Ein Trick, der sehr effektiv ist, ist folgender: Atmen
Sie bewusst tief und langsam für eine gewisse Zeit.
So entspannen und beruhigen Sie sich! Diese
einfache Übung wird Sie überraschen!

Schlafen Sie ausreichend

Schlafmangel wirkt sich auf die
appetitregulierenden Hormone aus. Diese
Hormone erhöhen den Heißhunger auf Zucker und
Kohlenhydrate. Auch die Insulinsensitivität und das
Glucose Toleranz Niveau sinken.
Dadurch geht der Körper in einen Fettspeicher

Modus über. Sie brauchen jedoch den Fettverbrennungsmodus! Schließlich wollen Sie, dass es Ihnen besser geht.

Um den Körper einfacher vom Zucker zu entwöhnen und die Fettverbrennung zu unterstützen, sollten Sie pro Nacht 7 bis 8 Stunden schlafen.

Nutzen Sie Detox-Drinks und Detox-Tees!

Detox-Drinks und Tees helfen, sich von zuckerhaltigen Getränken einfacher zu entwöhnen. Es gibt verschiedene Möglichkeiten, um Detox-Drinks eigenständig zuzubereiten: In frisches gefiltertes Wasser können ein paar Heidelbeeren, Erdbeeren oder kleine Stücke einer Gurke, geschälter Grapefruit oder Zitrone gegeben werden. Dann das Wasser für 3 Stunden ziehen lassen und über den Tag verteilt trinken. Auch ungesüßter grüner Tee ist sehr hilfreich. So verhindern Sie Heißhunger und entgiften Ihren Körper. Pro Tag können Sie 2 bis 3 Tassen grüner Tee trinken.

Vermeiden Sie Lebensmittel mit versteckten Zucker- und Kohlenhydratreserven

Viele Lebensmittel enthalten zusätzlichen Zucker und belasten den Körper sehr stark. Dazu gehören Limonaden, Fruchtsäfte, Frühstückscerealien, Salatdressings, aromatisierte Joghurts und Müsliriegel. Auch natürliche Lebensmittel mit einfachen Kohlenhydraten sorgen im Körper für einen schnellen Blutzuckeranstieg und anschließenden Blutzuckerspiegel Abfall. Dazu gehören zum Beispiel Honig, pure Fruchtsäfte, Rosinen, Bananen und Mangos. Um den Entwöhnungsprozess zu erleichtern, sollten Lebensmittel solcher Art während der Zuckerentwöhnung nicht verzehrt werden. Nach der Entwöhnung können Lebensmittel mit natürlichen Zuckern oder Stärke langsam und in moderaten Dosen wieder verzehrt werden. Lebensmittel mit zusätzlichem Zucker sollten hingegen ganz vermieden werden.

So beenden Sie Ihre Zuckersucht!

Ich stelle Ihnen in diesem E-Book exklusiv die 10 wichtigsten Tipps zur Bekämpfung der Zuckersucht vor!

Tipp 1: Verzichten Sie auf Weizen

Der Stärkeanteil von Weizen besteht zu 75 % aus dem Molekül Amylopektin, welches den Blutzuckerspiegel besonders schnell ansteigen lässt. Aus diesem Grund lässt Weißbrot Ihren Blutzuckerspiegel genauso ansteigen, wie reiner Haushaltszucker!
Unser Gehirn wird, solange nach Glukose verlangen, bis wir konsequent auf alle Weizenprodukte verzichten.
Alternativ können Sie z. B. auch Reis, Buchweizen, Hirse und Mais essen.

Tipp 2: Essen Sie zu jeder Mahlzeit Eiweiß und Fett

Eiweiß und Fett sind fantastische Energiequellen.

Diese Energiequellen wirken sich jedoch nicht auf Ihren Blutzuckerspiegel aus!

Wenn wir eine Mahlzeit essen, die fast nur aus Kohlenhydraten besteht, haben wir meist nach ca. 2 Stunden einen Energie Tiefpunkt. Aus diesem Grund erreichen wir unser erstes Tagestief meist gegen 10 Uhr (2 Stunden nach einem kohlenhydratreichen Frühstück wie z. B. Müsli).

Probieren Sie als Alternative Rührei oder das sehr gesunde „Budwig-Müsli" aus Magerquark und Leinöl.

Tipp 3: Halten Sie gesunde Snacks für das Nachmittagstief bereit

Auch nach dem Mittagessen werden Sie nach ca. 2 Stunden durch Unterzuckerung in ein Nachmittagstief geraten. Dieses ist jedoch um einiges stärker als das Vormittagstief!
Warum ist das so? Zum Ende des Tages verfügt Ihr Körper über weniger Serotonin (Glückshormon). Greifen Sie jetzt bitte nicht zu Süßigkeiten! Essen Sie lieber zuckerfreie und gesunde Snacks wie z.

B. Obst, Studentenfutter oder Reis-Knäckebrot mit Kräuterfrischkäse.

Tipp 4: Essen Sie keine verarbeiteten Lebensmittel und Fertigprodukte

Viele von diesen Lebensmitteln lassen Ihren Blutzuckerspiegel massiv ansteigen! Achten Sie bitte darauf, dass Ihre Nahrungsmittel so wenig wie möglich verarbeitet sind. Statt Cornflakes könnten Sie z. B. Quinoa-Samen mit Milch, Zimt und echte Vanille mit einander vermischen und frühstücken. Klingt das nicht lecker?

Tipp 5: Essen Sie Rohkost

Manche Gemüsesorten, wie z. B. Karotten, verändern sich, wenn Sie gekocht werden! Verhindern Sie den Prozess der „Gelatinierung".

Dieser Prozess der „Gelatinierung" findet jedoch nur statt, wenn stärkehaltige Lebensmittel in Wasser erhitzt werden.

Erhöhen Sie den Rohkostanteil Ihrer Ernährung,
um dieses Problem zu vermeiden.

Tipp 6: Trinken Sie Wasser statt Fruchtsaft

Die Glucose von Fruchtsäften ist immer höher als
bei der ganzen Frucht, da der Zucker aus dem Saft
schneller ins Blut aufgenommen wird. Dem
Fruchtsaft fehlen einfach die Ballaststoffe! Z. B.:
Während der Glucose Anteil bei einem ganzen
Apfel bei 35 liegt, steigt er beim Apfelsaft schon auf
50.

Optimal sind Getränke, die keinen Zucker
enthalten! Trinken Sie also am besten Wasser oder
ungesüßte Tees.

Tipp 7: Verwenden Sie Süßstoffe statt Zucker

Nutzen Sie Süßstoffe wie Aspartam oder das
natürliche Stevia. Sie enthalten keine Kalorien und

wirken sich nicht negativ auf Ihren
Blutzuckerspiegel aus.

Tipp 8: Essen Sie Nahrungsmittel mit vielen Ballaststoffen

Ballaststoffe verzögern die Aufnahme des Zuckers
aus der Nahrung. Das gilt vor allem für die
löslichen Ballaststoffe.

Besonders viele lösliche Ballaststoffe enthalten z.
B. Hafer, Linsen, Äpfel, Bananen und Mangos.

Tipp 9: Essen Sie mehrere kleine Mahlzeiten

5 kleine Mahlzeiten am Tag halten den
Blutzuckerspiegel konstant und verhindern Energie
Tiefs und Heißhungerattacken.

Tipp 10: Verwenden Sie blutzuckersenkende Gewürze

Nutzen Sie z. B. Zimt! Dieses Gewürz senkt den
Blutzucker genauso wie ein Diabetes Medikament.

2 Teelöffel Zimt pro Tag reichen, um den
Blutzucker um 20-30 % zu senken.

Sie mögen keinen Zimt? Kein Problem! Nutzen Sie
z. B. Ingwer! Dieser hat die gleiche Wirkung.

Woran erkenne ich, dass ich auf dem richtigen Weg bin?

Generell sollten Sie in der Umstellungsphase darauf achten, wie Sie sich in den Stunden nach den Mahlzeiten fühlen. Fühlen Sie sich wach und konzentriert? Oder haben Sie nach wie vor keine Energie? Sind Sie unkonzentriert? Vor allem die ersten 2 Stunden nach einer Mahlzeit sind entscheidend. Haben Sie Symptome der Unterzuckerung wie Heißhunger, Konzentrationsschwäche oder Kopfschmerzen?

Die Umstellung auf einen konstanten Blutzuckerspiegel und damit der Ausstieg aus der Zuckersucht ist geschafft, wenn Sie pro Woche max. 2-mal zu Süßem greifen und diese Portionen nur klein sind.

Warum ist Zucker gefährlich?

Zucker wirkt sich negativ auf Ihren Körper aus. Er macht Sie schlaff, antriebslos, müde, depressiv und krank. Zucker ist allerdings auch wichtig für den menschlichen Organismus, sodass Sie ihn niemals komplett aus Ihrem Leben verbannen sollten! Jedoch beachten Sie bitte: Zucker ist nicht gleich Zucker. Haushaltszucker ist schädlich. Natürlicher Zucker, (Früchten, Gemüse oder vollwertigen Lebensmitteln) ist hingegen wichtig und vor allem auch gesund!
Aber was bewirkt der schlechte Zucker in Ihrem Körper? Dieser Zucker macht Ihren Körper anfälliger für "Infektionskrankheiten". Ihr Immunsystem ist so geschwächt, dass es sich nicht mehr genug gegen Krankheiten wehren kann.

Die Alternative zum Zucker

Im Gegensatz zum Haushaltszucker enthalten diese Alternativen keine „leeren" Kalorien und verfügen über Mineralstoffe und Vitamine.

Aber Vorsicht: Auch die natürlichen Süßstoffe sind bei übermäßigem Verzehr ungesund! Denn auch diese Alternativen sind keine Leichtgewichte, was Kalorien anbelangt (bis auf eine Ausnahme).

Außerdem spricht für den natürlichen Zuckerersatz, dass er eine größere Süßkraft aufweist. Sie benötigen demzufolge weniger von diesem Zucker!

Am besten ist es jedoch, sich gar nicht erst an einen zu süßen Geschmack zu gewöhnen.

Doch nun zu den Alternativen:

1. Alternative: Agavendicksaft

Agavendicksaft stammt ursprünglich aus Mexiko. Heutzutage nutzt man ihn vor allem, um Desserts, Müsli, Joghurt, Getränke und Marmeladen zu süßen. Diabetiker sollten aber sparsam mit

Agavendicksaft umgehen, da er sehr viel Fruktose enthält und somit den Blutzuckerspiegel ansteigen lässt. Dadurch ist er aber auch sehr süß: 100 g Agavendicksaft (300 kcal) süßen so stark wie 125 g Haushaltszucker.

2. Alternative: Ahornsirup

Schon die indigenen Völker Nordamerikas und Kanadas haben den Ahornbaum „angezapft": Über Löcher in der Rinde wird Ahornsaft gewonnen. Dieser wird anschließend eingedickt. Aus 40 Litern Saft wird ein Liter Sirup. In dem stecken neben Zucker auch Kalzium, Eisen, Phosphor, Kalium und Eiweiß. Das sind mehr Mineralstoffe als in Honig enthalten sind. 100 g Ahornsirup (274 kcal) können gut 130 g Haushaltszucker ersetzen – zum Beispiel beim Backen, aber auch zum Würzen von Suppen, Soßen und Dressings.

3. Alternative: Honig

Honig hat zwar fast genauso viele Kalorien (306 kcal pro 100 g) wie Zucker, aber dafür enthält er auch Antioxidantien und Nährstoffe – zum Beispiel Vitamin B und C, Kalium, Kalzium, Eisen und Magnesium. Das Naturprodukt ist perfekt geeignet, um Desserts zu verfeinern und Kuchen zu süßen. Als Diabetiker beachten Sie bitte, dass Honig den Blutzuckerspiegel genauso ansteigen lässt, wie normaler Haushaltszucker.

4. Alternative: Stevia

Diese Alternative enthält kaum Kalorien und ist nicht schädlich für die Zähne. Zudem wirkt es sich nicht auf den Insulinspiegel aus und hat eine Süßkraft, die 300-mal stärker ist als die von Zucker: Einzig der leicht bittere Eigengeschmack kann einen stören.

5. Alternative: Zuckerrübensirup

Zuckerrübensirup ist eine der bekanntesten Zucker-Alternativen. Man kann ihn zum süßen von Dressings, Quark, Joghurt, Suppen und zum Backen verwenden. Zuckerrübensirup punktet mit vielen Mineralstoffen: Schon 100 g decken etwa fünf Prozent des Tagesbedarfs an Kalium,

Phosphor und Magnesium sowie 15 Prozent des Tagesbedarfs an Eisen.

Neben den fünf vorgestellten Zuckeralternativen gibt es weitere Möglichkeiten, um seine Zuckersucht zu stillen.

Nutzen Sie ggf. diese Lebensmittel: Palmzucker, Reissirup, Birkenzucker, Rübenzucker, Kokosblütenzucker oder auch die bekannten Zuckeralkohole Erythrit, Xylit, Xylitol und Sorbit.

30 fantastische zuckerfreie Rezepte

Frühstück

Mandel-Pancakes

Auf diese Pancakes können sich sogar Veganer stürzen!

Zutaten
- 100 g Dinkelmehl (Type 630)
- 1 TL Backpulver
- 1 Prise Salz
- 150 ml Sojamilch
- 1 EL Mandelmus
- 3 EL Ahornsirup oder Agavendicksaft
- Ein paar Tropfen Bittermandelaroma (nach Belieben)
- 125 g TK-Himbeeren
- 1 TL Speisestärke
- 4 EL Öl
- 2 Bananen
- 30 g Walnusskerne

Rezept Infos

Portionsgröße: für 2 Personen
Schwierigkeitsgrad: mittel
Zeit: 30 bis 60 min Zubereitung, 30 bis 60 min
Dauer
Pro Portion: ca. 735 kcal

Zubereitung

Mischen Sie Mehl, Backpulver und Salz in einer
Rührschüssel. Geben Sie nun Sojamilch,
Mandelmus und 1 EL Ahornsirup oder
Agavendicksaft dazu und verrühren Sie alles zu
einem glatten Teig. Wenn Sie dies wünschen,
können Sie auch noch Bittermandelaroma
untermischen. Lassen Sie den Teig jetzt kurz
quellen.

In der Zwischenzeit können Sie die gefrorenen
Himbeeren mit Stärke und 1 EL Sirup oder Dicksaft
in einem Topf erhitzen. Lassen Sie das alles unter
Rühren in 1 - 2 Min. leicht dicklich einkochen.
Nehmen Sie dann das Mus vom Herd und stellen
Sie es beiseite.

Erhitzen Sie in einer Pfanne 2 EL Öl. Setzen Sie mit einem Schöpflöffel vier Teig Portionen hineinsetzen und backen Sie diese bei mittlerer Hitze auf beiden Seiten (jeweils ca. 3 Min) goldbraun. Backen Sie aus dem restlichen Teig, 4 weitere Pancakes. Lassen Sie die fertigen Pancakes auf Küchenpapier abtropfen.

Schälen Sie anschließend die Bananen und schneiden Sie sie in dünne Scheiben. Schichten Sie auf zwei Tellern die Pancakes übereinander, geben Sie dazwischen jeweils etwas von dem Himbeermus und auch einige Bananenscheiben. Diese Pancake-Türmchen beträufeln Sie nun noch am besten mit etwas Sirup oder Dicksaft. Brechen Sie zum Schluss die Walnüsse in grobe Stücke und streuen Sie sie darüber.

Mandelmilch-Smoothie

Zutaten

- 120 g dunkle Süßkirschen oder Sauerkirschen
- 50 g Erdbeeren
- 100 g Himbeeren
- 1 Orange
- 125 ml Mandelmilch (aus dem Bioladen)
- 2-3 EL Agavensirup (nach Belieben)

Rezept Infos
Portionsgröße: für 1 Glas (350 ml)
Schwierigkeitsgrad: leicht
Zeit: unter 30 min Zubereitung, mehr als 90 min Dauer
Pro Portion: ca. 540 kcal

Zubereitung

Waschen und entsteinen Sie die Kirschen. Waschen Sie nun die Erdbeeren und zupfen Sie die Kelchblätter heraus. Waschen Sie als Nächstes die Himbeeren. Seien Sie dabei bitte ganz besonders vorsichtig!
Lassen Sie alle Früchte abtropfen. Legen Sie sie

locker in einen Gefrierbeutel und packen Sie sie für
2 Stunden in einen Gefrierschrank.

Halbieren Sie nun eine Orange, pressen Sie sie
aus und geben Sie sie zusammen mit der
Mandelmilch in den Mixer. Geben Sie nun die
gefrorenen Beeren und Kirschen hinzu und
pürieren Sie alles auf höchster Stufe. Pürieren Sie
es solange, bis es eine homogene und cremige
Konsistenz aufweist. Süßen Sie dieses Getränk mit
Agavensirup und mixen Sie es nochmals. Gießen
Sie den fertigen Smoothie in ein Glas und
genießen Sie ihn sofort.

Bananen-Erdnuss-Cream

*Zuckerfrei, vegan, wird aus Bananen hergestellt
und schmeckt unglaublich lecker!*

Zutaten

- 2 Bananen
- 2 EL Erdnusskerne
- 2 EL Erdnussmus (Bioladen)
- 2 EL rohes Kakaopulver (Bio Laden)
- 80 ml Mandeldrink (gekauft oder selbst gemacht)
- 2 EL Kakaonibs (Bioladen)

Rezept Infos
Portionsgröße: für 2 Personen
Schwierigkeitsgrad: leicht
*Zeit.: unter 30 min Zubereitung, mehr als 90 min
Dauer*
Pro Portion: ca. 310 kcal

Zubereitung

Schälen Sie die Bananen und schneiden Sie sie in

dünne Scheiben. Geben Sie sie in einen Gefrierbeutel und legen Sie diesen über Nacht in den Gefrierschrank.

Hacken Sie am nächsten Tag die Erdnüsse grob und stellen Sie sie danach beiseite. Geben Sie dann das Erdnussmus, die gefrorenen Bananenscheiben, den Kakao und den Mandeldrink in den Mixer. Mixen Sie alle Zutaten auf höchster Stufe. Mixen sie es solange, bis die Mischung die Konsistenz von Eiscreme erhält.

Verteilen Sie die Creme auf zwei Schalen. Bestreuen Sie diese mit den Kakaonibs und den gehackten Erdnüssen. Danach können Sie es servieren!

Veganes Erdbeer-Chia-Müsli im Glas

Zutaten
- 300 g Erdbeeren (frisch oder TK)
- 4 TL Chia-Samen
- 2 Vanilleschoten (ersatzweise TL Bourbon-Vanillepulver)
- 400 ml Pflanzenmilch
- 12 EL Dinkelflocken (140 g; ersatzweise Haferflocken)
- 12 EL gepuffter Quinoa (60 g; Bioladen; ersatzweise gepuffter Vollkornreis oder Amarant)
- 8 gehäufte EL
- Pflanzlicher Joghurt (250 g; Soja- oder selbst gemachter Mandel Joghurt)
- 4 Twist-off-Gläser (à ca. 300 ml Inhalt, sterilisiert)

Rezept Infos
Portionsgröße für 4 Personen
Schwierigkeitsgrad leicht
Zubereitung: unter 30 min
Dauer: mehr als 90 min.

Zubereitung

Waschen Sie die frischen Erdbeeren. Lassen Sie sie abtropfen und entfernen Sie die Blütenkelche. Tauen Sie nun die tiefgekühlten Beeren auf. Pürieren Sie sie fein, verrühren Sie die Chia Samen darin und lassen Sie die Erdbeersoße für 5 Min. quellen. Schneiden Sie die Vanilleschoten längs auf. Kratzen Sie das Mark heraus und rühren Sie die Hälfte unter die Erdbeersoße. Das restliche Vanillemark verrühren Sie bitte mit der Pflanzenmilch.

Dinkelflocken, Quinoa und Joghurt auf die Gläser verteilen und mit der Pflanzenmilch aufgießen. Alles gut verrühren, die Erdbeersoße auf dem Müsli verteilen und die Gläser verschließen. Im Kühlschrank 2 - 8 Std. oder über Nacht ziehen lassen.

Mandel-Chia-Porridge

Zutaten
- 120 g Mandelschrot (oder 1/2 gehackte und 1/2 gemahlene Mandeln
- 2 EL Chiasamen
- 250 ml Mandelmilch
- 1 TL gemahlene Vanille
- 1 TL Zimt
- 1 EL (Birken-)zucker oder Honig, Agavendicksaft etc.
- 1/2 Apfel
- 1 kleine Banane

Rezept Infos
Portionsgröße: für 1 Person
Schwierigkeitsgrad: leicht

Zubereitung

Geben Sie Mandelschrot, Chiasamen, Mandelmilch, Vanille, Zimt und Süßungsmittel in einen Topf und erhitzen Sie dieses bei niedriger Temperatur. Bitte achten Sie darauf, dass es nicht kocht.

Erwärmen Sie es solange, bis die Chiasamen und die Mandeln die Flüssigkeit aufgesogen haben. Rühren Sie die ganze Zeit immer wieder um.

Waschen Sie den Apfel und raspeln Sie ihn. Schälen Sie jetzt die Banane, halbieren Sie sie der Länge nach und geben Sie sie in Scheiben geschnitten darüber. Geben Sie nun den Porridge dazu und verrühren Sie alles miteinander.

Quinoa-Kaiserschmarren ohne Zucker

Bei diesem Gericht wird Ihnen Genuss und Raffinesse geboten.

Zutaten

- 100 g Himbeeren (ersatzweise aufgetaute TK-Himbeeren)
- 10 g Chia-Samen
- 150 g weiße Quinoa
- 375 ml Mandeldrink
- 1 Bio-Zitrone
- 80 g Rosinen
- 2 EL Kokosöl

Rezept Infos
Portionsgröße: für 2 Personen
Schwierigkeitsgrad: leicht
Zeit: 30 bis 60 min Zubereitung, 30 bis 60 min Dauer
Pro Portion: Ca. 515 kcal, 18 g F, 14 g EW, 73 g KH

Zubereitung

Brausen Sie die Himbeeren, wenn nötig, ab und tupfen Sie sie trocken. Geben Sie die Beeren in einen hohen Rührbecher. Pürieren Sie die Beeren mit einem Pürierstab fein. Rühren Sie nun sie die Chia-Samen unter. Decken Sie diese Mischung für 30 Min. ab. Und lassen Sie im Kühlschrank ziehen. Anschließend pürieren Sie die Chia-Marmelade noch einmal.

In der Zwischenzeit geben Sie die Quinoa in ein Sieb, waschen diese und trocknen Sie ab. Bringen Sie in einem Topf den Mandeldrink zum Kochen. Geben Sie jetzt die Quinoa hinzu und lassen Sie das Ganze bei mittlerer Hitze für ca. 10 Min. gar köcheln. Pürieren Sie anschließend die Quinoa mit dem Pürierstab. Waschen Sie die Zitrone mit heißem Wasser, trocknen Sie sie ab und reiben Sie anschließend die Schale ab. Mischen Sie jetzt die Rosinen unter die Quinoa.

Erhitzen Sie das Öl in einer großen beschichteten Pfanne. Geben Sie jetzt die Quinoa-Masse in die Pfanne und backen Sie sie bei mittlerer Hitze für 2–3 Min. Die untere Seite soll goldbraun gebacken sein. Wenden Sie dann den Pfannkuchen und backen Sie auch die 2. Seite goldbraun. Zupfen Sie ihn nun in mundgerechte Stücke. Verteilen Sie den Quinoa-Kaiserschmarren auf dem Teller und servieren Sie ihn mit der Chia-Marmelade.

Quinoa-Granola mit Nüssen und Kernen

Zutaten
- 50 g ungeschälte Mandeln
- 50 g Walnusskerne
- 120 g Haferflocken
- 80 g Quinoa
- 50 g Buchweizen
- 30 g Sonnenblumenkerne
- 50 g getrocknete Cranberries
- 2 EL Chia-Samen
- 1 TL gemahlener Zimt
- 1 Prise frisch geriebene Muskatnuss
- 1 Prise Salz
- 4 EL Agavensirup
- 1 EL Kokosöl
- 2 EL Apfel Mark (alternativ: ungesüßtes Apfelmus)
- 2 EL Erdnussmus
- 50 g brauner Zucker

Rezept Infos
Portionsgröße: für 6 - 8 Portionen
Schwierigkeitsgrad: leicht
Zeit: unter 30 min Zubereitung, 60 bis 90 min
Dauer
Pro Portion: ca. 345 kcal

Zubereitung

Heizen Sie den Backofen auf 130° vor. Legen Sie auf ein Backblech Backpapier. Hacken Sie nun die Mandeln und Walnusskerne grob. Vermischen Sie anschließend Haferflocken, Quinoa, Buchweizen, Mandeln, Walnuss- und Sonnenblumenkerne, Cranberrys, Chiasamen und Gewürze in einer großen Schüssel. Nutzen Sie für das Vermischen am besten einen Kochlöffel.

In einem kleinen Topf verrühren Sie nun den Agavensirup, das Kokosöl, das Apfel Mark, das Erdnussmus und den Zucker und kochen Sie diese Mischung kurz auf. Lassen Sie alles bei kleiner Hitze für ca. 5 Min. köcheln.
Bitte rühren Sie die Masse gut um, sodass sie nicht anbrennen kann.

Geben Sie die Sirup Mischung zu den trockenen Zutaten in eine große Schüssel und vermischen alles. Verteilen Sie die Masse auf dem Backblech und backen Sie das Ganze im Backofen (Mitte) für ca. 45 Min. Rühren Sie die Masse alle 15 Min. um. Nehmen Sie es aus dem Backofen raus und lassen Sie es abkühlen. Verpacken Sie das Ganze luftdicht und dann können Sie es bis zu einem Monat aufbewahren.
Zu diesem Gericht passt zudem besonders gut griechischer Joghurt.

Beeren-Quinoa-Joghurt

*Das fruchtige, fluffige und zuckerfreie Frühstück,
das in nur 15 Minuten zubereitet ist.*

Zutaten

- 50 g weiße Quinoa
- 15 g Mandeln
- 150 g gemischte Beeren (z. B. Himbeeren,
  Brombeeren, Heidelbeeren, Erdbeeren)
- 150 g griechischer Joghurt
- 1 Messerspitze gemahlene Vanille

Rezept Infos
Portionsgröße: für 2 Portionen
Schwierigkeitsgrad: leicht
Zeit: unter 30 min Zubereitung, unter 30 min Dauer
Pro Portion ca. 250 kcal, 13 g F, 8 g EW, 26 g KH

Zubereitung

Geben Sie die Quinoa in ein Sieb, waschen Sie sie
und lassen Sie das Wasser wieder abtropfen.
Bringen Sie das Wasser in einem Topf 150 ml
Wasser zum Kochen. Geben Sie nun die Quinoa
dazu und lassen Sie es bei mittlerer Hitze für ca.
10 Min. köcheln. Rühren Sie bitte zwischendurch
um! Gießen Sie nun die Quinoa ab und lassen Sie
sie abkühlen.
In der Zwischenzeit hacken Sie die Mandeln,
jedoch nur grob. Waschen Sie die Beeren und
tupfen Sie sie trocken. Schneiden Sie große
Beeren, wenn Sie das wünschen, kleiner.
Verrühren Sie die Quinoa mit dem Joghurt und
gemahlener Vanille. Verteilen Sie die Mischung auf
2 Teller. Verteilen Sie nun die Beeren darauf und
streuen Sie die Mandeln darüber.

Mittagessen

Amarant-Omeletts

Diese Omeletts bringen Abwechslung auf den Tisch.

Zutaten

- 500 g grüner Spargel
- 4 Frühlingszwiebeln
- 150 g Kirschtomaten
- 8 Eier (M)
- 6 EL Milch
- 50 g Amarant-Pops
- Salz
- schwarzer Pfeffer aus der Mühle
- 6 TL Olivenöl
- 1 EL Butter

- 100 ml Gemüsebrühe
- 100 g Ricotta
- 4 EL frisch gehobelter Parmesan
- 1 Beet Kresse

Rezept Infos
Portionsgröße: für 4 Personen
Schwierigkeitsgrad: leicht
Zeit: 30 bis 60 min Zubereitung, 30 bis 60 min
Dauer
Pro Portion: ca. 400 kcal

Zubereitung

Waschen Sie den Spargel und schälen Sie ihn im unteren Drittel. Schneiden Sie die holzigen Enden ab und schneiden Sie die Stangen schräg in ca. 3 cm breite Stücke. Waschen Sie nun die Frühlingszwiebeln und schneiden Sie die weißen und hellgrünen Teile in dünne Scheiben. Waschen und halbieren Sie als Nächstes die Tomaten.

Verquirlen Sie die Eier mit der Milch und den
Amarant-Pops in einer Schüssel und würzen Sie
die Mischung mit Salz und Pfeffer.

Erhitzen Sie 1 TL Öl in einer beschichteten Pfanne.
Geben Sie ein Viertel der Eiermasse in die Pfanne
und lassen Sie diese bei schwacher bis mittlerer
Hitze für ca. 2 Min. stocken. Wenden Sie sodann
das Omelett und backen Sie es auch auf der
anderen Seite für 1 bis 2 Min. Bereiten Sie
entsprechend dieser Anleitung noch 3 weitere
Omeletts zu. Legen Sie die fertigen Omeletts auf je
einen Teller und halten Sie sie im Ofen bei 80 °C
warm.

Erhitzen Sie in der Zwischenzeit die Butter und das
restliche Olivenöl in einer zweiten Pfanne und
geben Sie auch die Hälfte der Frühlingszwiebeln
und den Spargel hinzu. Dünsten Sie beides für ca.
3 Min. an. Gießen Sie nun Gemüsebrühe hinzu
und würzen Sie das Ganze mit Salz und Pfeffer.
Geben Sie jetzt die Tomaten hinzu und auch die
restlichen Frühlingszwiebeln.

Richten Sie die Omeletts auf vier vorgewärmten
Tellern an und geben Sie die Spargel-Tomaten-
Mischung in die Mitte. Verteilen Sie den Ricotta in
Flöckchen darauf und bestreuen Sie alles mit dem
Parmesan. Schneiden Sie nun die Kresse und
streuen Sie zwei Drittel davon auf das Gemüse.
Klappen Sie die Omeletts zusammen und
bestreuen Sie sie mit der restlichen Kresse. Das
Gericht ist nun fertig zum Servieren.

No-Carb-Lasagne - Lasagne ohne Nudeln

Die klassischen Nudelplatten werden bei diesem Rezept durch Zucchinischeiben ersetzt. Anstelle des Tofus können Sie natürlich auch Hackfleisch verwenden.

Zutaten

- 2 mittelgroße Zucchini
- 200 g Naturtofu
- 350 g Möhre
- 1 Zwiebel

Rezept Infos
Portionsgröße: 2
Schwierigkeitsgrad: leicht
Zeit: 30 bis 60 min Dauer

Zubereitung

Waschen Sie die Zucchini und schneiden Sie sie in dünne Scheiben. Zerdrücken Sie anschließend den Tofu mit einer Gabel. Würfeln Sie die Zwiebeln klein, schälen Sie die Möhren, raspeln Sie diese

und schälen und hacken Sie anschließend den
Knoblauch.

Erhitzen Sie einen EL ÖL in einer Pfanne und
braten Sie darin die Zwiebeln und den Tofu kräftig
an. Fügen Sie nach ein paar Minuten die Möhren
und den Knoblauch hinzu und braten Sie sie
weiter. Geben Sie nach einigen Minuten die
restlichen Zutaten in die Pfanne. Vermischen Sie
alles gut miteinander und lassen Sie es für 2
Minuten köcheln und schmecken Sie es mit Salz
und Pfeffer ab.

Verrühren Sie in einer kleinen Schüssel
Mandelmus, Hefeflocken und Wasser miteinander.
Würzen Sie die Mischung mit Salz und Pfeffer.
Fetten Sie die Lasagne Form mit 1 EL Öl. Legen
Sie als erste Schicht Zucchini rein, salzen und
pfeffern Sie sie und verteilen Sie die Soße darauf.
Wiederholen Sie diesen Vorgang dann mehrfach.
Beenden Sie die Zubereitung, indem Sie zuletzt mit
Soße verteilen und darauf die Mandel-Hefeflocken-
Mischung verteilen.

Mangold-Kohl-Gemüse mit Kurkuma

Zutaten für 4 Portionen
- 300 g Weißkohl
- 300 g Mangold
- 30 g frischer Ingwer
- 2 EL Sesamöl
- 2 EL Sojasoße
- 1 TL Kurkuma-Gewürz
- 1 EL Sesamsamen
- 100 ml Gemüsebrühe

Zubereitung

Waschen Sie den Mangold und den Weißkohl und schneiden Sie beides in Streifen. Schälen Sie ebenso den frischen Ingwer und schneiden Sie sie in sehr kleine Würfel oder raspeln Sie den Ingwer.

Erhitzen Sie das Sesamöl in einer Pfanne. Schwitzen Sie nun den Kohl, den Mangold und den Ingwer kurz an. So hat das Gemüse die Chance Farbe zu bekommen und löschen Sie danach es mit Gemüsebrühe ab.

Garen Sie unter ständigem Rühren das Gemüse sanft und langsam. Würzen Sie das Ganze zum Schluss mit dem Kurkuma und der Sojasoße.

Blumenkohl-Curry

Zutaten für 3 Portionen

- 1 Blumenkohl
- 1 Aubergine
- 1/2 Mango
- 1 Limette
- 1/2 Bund Koriander
- 1 TL Kreuzkümmelsamen
- 1 TL schwarze Pfefferkörner
- 1 TL schwarze Senfkörner
- 5 Kardamomkapseln
- 400 ml Kokosmilch
- 1 TL Kurkuma
- 1 Msp. Chilipulver
- 1 TL Salz

Zubereitung

Putzen und waschen Sie den Blumenkohl und schneiden Sie die kleinen Röschen ab. Waschen Sie die Aubergine und würfeln Sie diese. Schälen Sie die Mango vom Stein und würfeln Sie das Fruchtfleisch. Pressen Sie die Limette aus. Waschen Sie den Koriander und trocknen Sie ihn. Hacken Sie nun den Koriander fein. Geben Sie

anschließend den Kreuzkümmel, den Pfeffer und die Senfkörner in eine Pfanne ohne Fett und lassen Sie das Ganze ca. 30 Sekunden rösten. Dann zerkleinern Sie das Ganze fein in einem Mörser. Stoßen Sie den Kardamom im Mörser an. Erhitzen Sie nun das feste Fett der Kokosmilch in einer Pfanne und braten Sie darin den Blumenkohl für ca. 5 Min. an.
Geben Sie nun Limettensaft, Aubergine, restliche Kokosmilch und Gewürze hinzu. Mit Kurkuma, Chilipulver und Salz würzen und zugedeckt bei mittlerer Temperatur 20 Minuten köcheln lassen. Geben Sie 2 Minuten vor dem Ende der Garzeit die Mango hinzu. Bestreuen Sie das Gericht vor dem Servieren mit Koriander.

Tipp: Statt der Aubergine schmecken auch Möhren und Lauchzwiebeln super darin.

Kalte Gurkensuppe mit Radieschen

Diese kalte Suppe ist superschnell gemacht und ein leckeres Abendessen an warmen Tagen.

Zutaten für 6 Portionen

- 40 g Salatgurke
- 1 Knoblauchzehe
- 4 Schalotten
- 2 Bund Radieschen
- 80 g Rucola
- 40 g Pinienkerne
- 800 ml abgekühlte Gemüsebrühe (Instant)
- 200 g saure Sahne
- 3 EL Radieschen Sprossen
- Salz
- Pfeffer aus der Mühle

Rezept Infos
Vorbereitungszeit: 35 Minuten
Gesamtzeit: 35 Minuten
Kalorien: 120

Zubereitung

Waschen, schälen und halbieren Sie die Salatgurken längs. Lösen Sie die Kerne heraus. Würfeln Sie anschließend die Gurke. Schälen und hacken Sie den Knoblauch und die Schalotten. Putzen Sie nun die Radieschen und würfeln Sie die Hälfte davon. Schneiden Sie den Rest in dünne Scheiben. Waschen und trocknen Sie den Rucola und schneiden Sie die Enden ab.

Rösten Sie nun die Pinienkerne ohne Fett. Pürieren Sie die Gurke mit Knoblauch, Schalotten, Radieschen, Rucola, Gemüsebrühe und saurer Sahne. Würzen Sie das Ganze kräftig mit Salz und Pfeffer.
Stellen Sie die Suppe für etwa 30 Minuten kalt. Servieren Sie das Gericht mit Radieschen Scheiben, Pinienkernen und Sprossen. Sehr gerne können Sie zu dem Gericht auch Schwarzbrot servieren.

Quinoa Salat mit Harissa-Vinaigrette

Wir lieben Quinoa! Es ist so vielseitig einsetzbar und schmeckt einfach immer. Ein leckerer Quinoa-Salat mit orientalisch-würzigen Dressing.

Zutaten für 4 Portionen
- 250 g Quinoa
- 700 ml Gemüsebrühe
- 1/2 Ananas
- 100 ml Orangensaft frisch gepresst
- 1 EL Harissa (scharfe Würzpaste)
- Salz
- 4 EL Olivenöl
- 1 rote Zwiebel
- 2 Avocado
- 2 EL Petersilienblättchen

Zubereitung

Spülen Sie die Quinoa ab und garen Sie sie in 600 ml kochende Gemüsebrühe für ca. 15 Min. Lassen Sie sie danach abkühlen.
Schälen Sie die Ananas und entfernen Sie den Strunk. Schneiden Sie nun das Fruchtfleisch klein.

Verrühren Sie als Nächstes Orangensaft, Harissa, Rest Brühe und Öl und würzen Sie diese Mischung mit Salz.

Schälen Sie die Zwiebel und schneiden Sie diese in Ringe. Halbieren Sie die Avocados und würfeln Sie das Fruchtfleisch. Vermengen Sie die Zutaten und beträufeln Sie sie mit Vinaigrette.

Abendessen

Quinoa-Spinat-Salat mit Ziegenkäse

Quinoa hat sich als Superfood schon längst in deutschen Küchen durchgesetzt. Ein grandioses Gericht!

Zutaten für 4 Personen
- 150 g Quinoa
- 200 g Blattspinat
- 2 gelbe Paprika
- 6 getrocknete Feigen
- 200 g Ziegenkäse
- 3 EL Balsamico-Essig
- 2 EL Olivenöl
- 3 EL naturtrüber Apfelsaft
- 2 EL süßer Senf
- Salz
- Pfeffer aus der Mühle

Rezept Infos
Vorbereitungszeit: 10 Minuten
Kochzeit: 25 Minuten
Gesamtzeit: 35 Minuten
Kalorien: 550

Zubereitung

Kochen Sie die Quinoa in der doppelten Menge Wasser auf und lassen Sie sie für ca. 10 Minuten garen.
Waschen Sie den Spinat und trocknen Sie ihn in einer Salatschleuder. Putzen, waschen und schneiden Sie die Paprika in Streifen. Würfeln Sie nun die Feigen mit einem scharfen Messer. Schneiden Sie zudem den Ziegenkäse in Würfel. Rösten Sie als Nächstes die Sonnenblumenkerne in einer beschichteten Pfanne goldbraun. Vermengen Sie Apfelsaft, Balsamico-Essig, Olivenöl und Senf jetzt zu einer homogenen Masse und würzen Sie diese mit Salz und Pfeffer. Mischen Sie nun den Spinat, die Quinoa, die Paprika und die Feigen. Geben Sie den Ziegenkäse darüber. Gießen Sie die Vinaigrette darüber. Bestreuen Sie den Salat mit Sonnenblumenkernen und würzen Sie ihn nochmals mit Salz und Pfeffer.

Passt perfekt: Servieren Sie am besten dazu
Ciabatta Brot.

Avocado-Pizza

Avocado Liebhaber aufgepasst! Diese Pizza mit cremigem Avocado-Belag ist unwiderstehlich.

Zutaten

- 1 Pizzateig - egal ob klassisch, glutenfrei oder gekauft
- 1 Dose gehackte Tomaten
- 1 TL Kräuter der Provence
- Salz
- Pfeffer
- 2 reife Avocados, die schön cremig sind
- Kresse
- 2 EL ungesüßter Soja Joghurt oder Balsamico Creme
- 1 EL Sesam

Zubereitung

Mischen Sie als Erstes die gehackten Tomaten und die Kräuter der Provence und schmecken Sie die Mischung mit Salz und Pfeffer ab.

Rollen Sie den Pizzateig aus. Stechen Sie ihn mit einer Gabel ein und bestreichen Sie den Teig mit Tomatensoße. Backen Sie den Teig nun gem. den Angaben der Verpackung.

Halbieren Sie währenddessen die Avocados und schneiden Sie sie in feine Streifen.
Nehmen Sie die Pizza nach Ende der Backzeit aus dem Ofen und verteilen Sie jetzt die Avocado Scheiben kreisförmig auf der Tomatensoße.
Garnieren Sie alles mit Kresse, Sesam und Soja Joghurt oder Balsamico.

Servieren Sie diese Pizza am besten sofort!

Buddha Bowl mit gerösteten Süßkartoffeln

Zutaten für eine Bowl

- 100 g Baby-Spinat
- 1 kleine rote Bete
- 100 g Brokkoli
- 100 g Kichererbsen (aus der Dose)
- 1 EL Kürbiskerne
- 1/4 Mango
- 50 g Feta

Für die gerösteten Süßkartoffeln

- 1 kleine Süßkartoffel
- 3 EL Olivenöl
- Salz
- Pfeffer
- Zimt
- Chilipulver

Für das Dressing

- 1/2 Knoblauchzehe
- 1/2 Chilischote
- 1 TL Sesamöl (geröstet)
- Saft einer halben Limette

Zubereitung

Waschen Sie die Süßkartoffeln, bürsten Sie sie ab und schneiden Sie sie in etwa 2 cm dicke Stücke. Verrühren Sie Salz, Pfeffer, Zimt und Chilipulver mit dem Olivenöl und wälzen Sie die Stücke der Süßkartoffeln darin, bis sie komplett mariniert sind. Danach kommen die Süßkartoffeln auf ein Blech mit Backpapier und für 20-25 Minuten bei 200 Grad in den Ofen.

In der Zwischenzeit putzen Sie bitte den Brokkoli und kochen Sie ihn in Salzwasser bissfest. Alle anderen Zutaten müssen nur noch gewaschen, geschält und in mundgerechte Stücke geschnitten werden.

Richten Sie die Speisen jetzt an. Legen Sie den Spinat als Boden und verteilen Sie die anderen Zutaten auf dem Spinat, angeordnet wie „Kuchenstück". Vergessen Sie dabei nicht die Süßkartoffeln. Verteilen Sie auch diese darauf.

Fertigen Sie zum Schluss das Dressing an. Dazu pressen Sie den Knoblauch aus, schneiden die Chilischoten und vermengen Sie dies mit Sesamöl und Limettensaft.
Gießen Sie es darüber und schon können Sie essen!

Schokoladenkuchen - glutenfrei, zuckerfrei

Zutaten

- 6 Ei(er)
- 1 Prise Salz
- 200 ml Wasser
- 250 g Dattel(n), entsteinte
- 1 TL Vanilleextrakt
- 50 g Kakaopulver und etwas zum Bestäuben des fertigen Kuchens
- 200 g Mandel(n), gemahlene

Rezeptinfos
Arbeitszeit: ca. 20 Min.
Koch-/Backzeit: ca. 25 Min.
Schwierigkeitsgrad: normal

Zubereitung

Heizen Sie den Backofen auf 170 °C Umluft vor.
Kleiden Sie den Boden einer Springform mit
Backpapier aus und fetten Sie den Formrand ein.
Trennen Sie die Eier in Eigelb vom Eiweiß. Geben
Sie zu dem Eiweiß eine Prise Salz und schlagen
Sie es zu Eischnee.

Geben Sie Wasser und die entsteinten Datteln in
einen Mixer. Geben Sie nun das Eigelb, das
Vanilleextrakt und das Kakaopulver ebenfalls in
den Mixer und pürieren Sie alles im Standmixer
oder mit dem Stabmixer.

Anmerkung: Sind die Datteln eher hart, weichen
Sie diese vorab für ca. 20 Minuten im Wasser ein
und dann pürieren Sie sie erst mit den anderen
Zutaten.
Heben Sie 1/3 des Eischnees direkt unter die
pürierte Schokoladenmasse. Den restlichen
Eischnee im Wechsel mit den gemahlenen
Mandeln vorsichtig unterheben, damit die Luftigkeit
des Eischnees erhalten bleibt.

Füllen Sie den Teig in die Springform und backen Sie sie im vorgeheizten Backofen auf der mittleren Schiene für ca. 25 Minuten.

Bestäuben Sie den abgekühlten Kuchen mit Kakaopulver und servieren Sie ihn nach Belieben mit Früchten (z. B. Beeren) oder einer Kugel Fruchtsorbet.

Einfach lecker!

Brownies mit schwarzen Bohnen

Zutaten für 1 Portion:

- 1 Dose Bohnen, schwarze, Abtropfgewicht 250 g oder 100 g getrocknete Bohnen (100 g Trockengewicht)
- 2 Ei(er)
- 5 Dattel(n) (Medjool-Datteln), entsteint
- 50 g Kakaopulver
- 80 ml Ahornsirup
- 1 TL Vanilleextrakt
- ½ TL Natron
- 1 Prise Salz
- 120 g Butter
- 80 g Pekannüsse

Rezept Infos:
Arbeitszeit: ca. 15 Min.
Koch-/Backzeit: ca. 40 Min.
Schwierigkeitsgrad: normal

Zubereitung

Bitte beachten Sie: Man verwendet entweder 250 g Bohnen (abgetropft) aus der Dose oder 100 g getrocknete Bohnen, die über Nacht eingeweicht und dann gekocht werden. Heizen Sie den Backofen auf 170 °C Umluft (190 °C Ober- und Unterhitze) vor und legen Sie eine rechteckige Backform von ca. 21 x 24 cm mit Backpapier aus. Fetten Sie diese Form ein. Schmelzen Sie die Butter und lassen Sie diese etwas abkühlen. Zerkleinern Sie als Nächstes die abgetropften Bohnen, die Eier, die Datteln, das Kakaopulver, den Ahornsirup, das Vanilleextrakt, das Natron und Salz in der Küchenmaschine. Pürieren Sie es danach glatt. Anschließend gießen Sie die flüssige Butter hinein. Lassen Sie die Küchenmaschine weiter an!

Füllen Sie den Teig nun in die vorbereitete Form. Glätten Sie die Oberfläche, indem Sie sanft gegen die Form klopfen. Hacken Sie nun die Pekannüsse grob und verteilen Sie sie auf der Oberfläche der Brownies.
Backen Sie die Brownies auf mittlerer Schiene für ca. 40 Minuten, bis das Gebäck fest und die Oberfläche leicht rissig geworden ist. Nehmen Sie

anschließend die Brownies heraus und lassen Sie
sie vollständig auskühlen. Sollten die Brownies zu
schnell braun werden, decken Sie die Brownies
nach der Hälfte der Backzeit mit Alufolie zu.

Erdbeermarmelade- zuckerfrei

Zutaten für 1 Portion:
- 500 g Erdbeeren
- 250 g Süßstoff, (Xylit)
- 8 g Agartine
- 3 EL Zitronensaft
- 1 Msp. Natron

Rezept Infos:
Arbeitszeit: ca. 15 Min.
Koch-/Backzeit: ca. 4 Min.
Ruhezeit: ca. 3 Std.
Schwierigkeitsgrad: simpel

Zubereitung

Schneiden Sie zunächst die Erdbeeren in kleine Stücke und fügen Sie sodann alle anderen Zutaten hinzu. Lassen Sie das Ganze vier Minuten sprudelnd kochen und füllen Sie es anschließend in Schraubgläser. Schließen Sie zum Abschluss die Gläser und stellen Sie sie für einige Minuten auf den Kopf.

Kernige fast zuckerfreie Müsli Kekse ohne Zucker

Zutaten für 1 Portion:

- 60 g Butter
- 125 g Haferflocken, kernige
- 60 g Trockenfrüchte, zB. Aprikosen
- 20 g Sonnenblumenkerne
- 20 g Haselnüsse, ganze
- 20 g Mandel(n), ganze
- 20 g Quinoa, gepufft
- 15 g Reissirup
- 1   Ei(er)
- 1 TL Zimt
- ¼ TL Backpulver

Rezept Infos
Arbeitszeit: ca. 25 Min.
Koch-/Backzeit: ca. 15 Min.
Schwierigkeitsgrad: simpel

Zubereitung

Als Erstes schmelzen Sie die Butter in einem Topf.
Verrühren Sie nun die Haferflocken mit der
geschmolzenen Butter in einer Schüssel und
lassen Sie es etwas abkühlen.

Hacken Sie in der Zwischenzeit die Nüsse und
Mandeln grob. Hacken Sie auch die Aprikosen
sehr klein. Nun können Sie alle restlichen Zutaten
zu den Haferflocken in die Schüssel geben.
Verrühren Sie alle Zutaten miteinander.

Heizen Sie nun den Backofen auf 120 Grad
(Umluft). Verteilen Sie die Keksmasse auf ein mit
Backpapier ausgelegtes Backblech. Stechen Sie
sie ggf. mit einer Ausstechform aus und verteilen
Sie sie auf das Backblech. Die hier zubereitete
Masse an Teig passt genau auf ein Backblech.
Backen Sie die Kekse jetzt bei 120 Grad Umluft für
ca. 12 - 15 Minuten.
Lassen Sie sie danach etwas abkühlen und
genießen Sie sie!

Gefüllte Hafertaler zuckerfrei und nussfrei

Zutaten für 1 Portion:
- 150 g   Butter
- 400 g   Haferflocken, Vollkorn
- 1 Apfel, gerieben
- 2 m.-große Ei(er)
- 1 TL Backpulver
- Konfitüre, zuckerfreie zum Füllen

Rezept Infos:
Arbeitszeit: ca. 20 Min.
Schwierigkeitsgrad: simpel

Zubereitung

Verrühren Sie die Eier und die Butter gut
miteinander. Raspeln Sie nun den Apfel mit einer
Reibe in feine Streifen und geben Sie sie zum
Teig. Geben Sie Backpulver dazu und verrühren
Sie alles noch mal. Geben Sie zum Schluss die
Haferflocken dazu und rühren Sie alles gut durch.
Vermengen Sie den Teig solange, bis er formbar
ist und nicht mehr klebt. Sollte er noch ein wenig
klebrig sein, geben Sie einfach noch ein paar

Haferflocken hinzu. Messen Sie mit einem Teelöffel Teig Portionen ab, rollen Sie sie in der Hand zu einer Kugel und drücken Sie sie ein bisschen flach. Legen Sie auf ein Backblech ca. 16 - 20 Stück und drücken Sie in die Mitte eine kleine Kuhle. Jeweils ca. eine Messerspitze voll Marmelade in die Mulden geben.

Backen Sie die Taler bei 200 °C (Ober-/Unterhitze) für etwa 20 - 25 Minuten auf der mittleren Schiene, bis die Plätzchen unten braun geworden sind.

Nach dem Backen lassen Sie sie auskühlen!

Jetzt ist es Zeit zu genießen!

Apfel-Mandel Muffins, zuckerfrei

Zutaten für 12 Portionen:
- 225 g Weizenmehl, 405
- 1 Tüte/n Backpulver
- 100 g Süßstoff, (Erythrit/ol)
- 1 TL Vanille, gemahlen.
- Zimt
- 6 Ei(er)
- 110 g Margarine, halbfett-
- 100 g Mandelblättchen oder Stifte
- 3 Äpfel, klein geschnitten
- Zitronenschale

Rezept Infos:
Arbeitszeit: ca. 20 Min.
Koch-/Backzeit: ca. 25 Min.
Schwierigkeitsgrad: simpel

Zubereitung

Rühren Sie die Eier mit Erythrit und
Halbfettmargarine schaumig. Geben Sie nun
Vanille, Zimt und Zitronenabrieb dazu. Mischen Sie
das Mehl mit Backpulver und heben Sie es
vorsichtig unter. Zum Schluss rühren Sie die Äpfel

und die Mandeln darunter.
Geben Sie die Masse in Muffin Förmchen und
backen Sie sie im vorgeheizten Ofen bei 160°
Umluft für ca. 25 Minuten.

Overnight-Chia-Pudding

Zuckerfrei in den Tag starten? Das geht doch gar nicht? Und ob! Mit diesem grandiosen Rezept.

Zutaten
- 200 ml Mandeldrink
- 1 Msp. gemahlene Vanille
- 2 EL rohes Kakaopulver
- 40 g Chia-Samen
- 100 g Himbeeren (ersatzweise aufgetaute TK-Himbeeren)
- 2 EL Kakao-Nibs

Rezept Infos
Portionsgröße: 2 Portionen
Schwierigkeitsgrad: leicht
Zeit: unter 30 min Zubereitung, mehr als 90 min Dauer

Zubereitung

Verrühren Sie den Mandeldrink mit der gemahlenen Vanille und dem rohen Kakaopulver mit einem Schneebesen. Rühren Sie nun die Chia-

Samen unter und lassen Sie die Mischung für ca.
10 Min. quellen.

Rühren Sie die Mischung noch mal durch und
verteilen Sie Sie sie auf 2 Schalen. Decken Sie sie
ab, stellen Sie sie über Nacht (8–12 Std.) in den
Kühlschrank und lassen Sie es quellen.

Waschen Sie die Himbeeren und trocknen Sie sie.
Legen Sie ein paar Beeren beiseite, sodass Sie sie
für die Garnitur nutzen können. Den Rest geben
Sie in einen hohen Rührbecher und pürieren Sie es
fein.
Verteilen Sie nun das Himbeerpüree auf dem Chia-
Pudding. Garnieren Sie den Pudding jetzt noch mit
den Kakaonibs und den bei Seite gelegten Beeren
und schon können Sie diese fantastische
Süßspeise servieren.

Maple-Walnut-Eis mit Chai-Apfelmus

Ein zauberhaftes Eis! – Und das ganz ohne Zucker!

Zutaten für das Eis:
- 80 g Walnusshälften
- 120 g Ahornsirup
- 400 g saure Sahne
- 150 g Sahne

Zutaten für das Apfelmus:
- 500 g säuerliche Äpfel
- 1 EL frisch gepresster Zitronensaft
- 1/4 Vanilleschote
- 50 ml Apfelsaft
- 1-2 EL Ahornsirup
- ca. 1/4 TL Chai-Tee-Gewürz

Außerdem:
Backpapier

Rezept Infos
Portionsgröße: 6 Portionen
Schwierigkeitsgrad: leicht
Zeit: 30 bis 60 min Zubereitung, 60 bis 90 min Dauer
Pro Portion: Ca. 343 kcal, 23 g F, 5 g EW, 28 g KH

Zubereitung

Falten Sie einen Bogen Backpapier doppelt. Hacken Sie die Walnüsse mittelgrob. Erhitzen Sie nun die Hälfte des Ahornsirups bei mittlerer Hitze in einer Pfanne mit den Walnüssen und lassen Sie das Ganze solange köcheln, bis der Sirup fest ist und an den Nüssen klebt. Verstreichen Sie die Walnussmasse auf dem Papier und legen Sie das Papier für 5 Min. ins Tiefkühlgerät. So hat die Masse die Möglichkeit fest zu werden.

Verrühren Sie die saure Sahne mit dem restlichen Ahornsirup.

Hacken Sie die Walnüsse mit einem Messer grob und rühren Sie sie ebenfalls unter die saure Sahne.

Schlagen Sie die Sahne steif und ziehen Sie sie unter die Masse. Füllen Sie die Masse in die Eismaschine und lassen Sie sie Maschine für ca. 50 Min. laufen. Wenn das Eis cremig und fest ist, können Sie die Maschine ausschalten. Füllen Sie die Masse nun in eine große Metallschüssel und stellen Sie sie in den Tiefkühlschrank. Lassen Sie sie dort für ca. 3 Stunden gefrieren. Rühren Sie die Masse jedoch alle 30 Minuten gut durch.

Bereiten Sie in der Zwischenzeit das Apfelmus zu. Waschen Sie die Äpfel und schneiden Sie sie ungeschält in Stücke. Entfernen Sie jedoch zuerst das Kerngehäuse. Geben Sie die Äpfel mit dem Zitronensaft in einen Topf. Schlitzen Sie die Vanilleschote auf und kratzen Sie das Mark z. B. mit dem Messer heraus. Kochen Sie das Vanillemark und die Vanilleschote mit dem Apfelsaft und den Äpfeln. Decken Sie den Topf ab. Dünsten Sie das Ganze bei mittlerer Hitze in 15–20 Min. weich.

Entfernen Sie nun die Vanilleschote und passieren Sie das Mus durch ein Sieb. Rühren Sie den Ahornsirup unter und schmecken Sie es mit dem Chai-Gewürz ab.

Portionieren Sie das Eis und servieren Sie es zusammen mit dem Apfelmus.

Carrot-Cake mit Frischkäse-Orangen-Creme

Zutaten

Für den Teig:
- 150 g Cashewkerne
- 200 g Möhren
- 50 g weiche Butter
- 150 g Birkenzucker
- 1 Prise Salz
- 4 Eier
- 200 g Dinkelmehl (Type 630; alternativ Weizenmehl Type 550)
- 1 Pck. Weinsteinbackpulver
- 1/2 TL Zimt
- 1/4 TL frisch geriebene Muskatnuss
- 1 säuerlicher Apfel
- 2 gehäufte EL Kokosraspel

Für die Creme:
* 2 Bio-Orangen
* 200 g weiche Butter
* 6 EL selbst gemachter Vanille- Puderzucker (siehe Tipp)
* 200 g Doppelrahm Frischkäse

Außerdem:
Backpapier

Rezept Infos
Portionsgröße: Für 1 Springform von 24 cm Ø (12 Stück)
Schwierigkeitsgrad: leicht
Zeit: 30 bis 60 min Zubereitung, 60 bis 90 min Dauer

Zubereitung

Rösten Sie als Erstes die Cashewkerne in einer Pfanne bei mittlerer Hitze, bis sie anfangen zu duften. Lassen Sie sie abkühlen und mahlen Sie sie dann fein. Waschen Sie die Möhren, und reiben Sie sie sehr fein.

Verrühren Sie nun die Butter mit Zucker und Salz

in einer Schüssel mit dem elektrischen Rührgerät.
Rühren Sie die Eier nach und nach unter.
Vermischen Sie nun die Cashewkerne mit
geriebenen Möhren, Mehl, Backpulver, Zimt und
Muskat und rühren Sie diese zügig unter die
Eiermasse.

Legen Sie den Boden der Form mit Backpapier aus
und heizen Sie nun den Backofen auf 180° vor.

Schälen Sie den Apfel, vierteln Sie ihn, befreien
Sie ihn vom Kerngehäuse und würfeln Sie ihn fein.
Heben Sie die Apfelwürfel mit den Kokosraspeln
sofort unter den Teig und füllen Sie den Teig in die
Form, streichen Sie ihn glatt und backen Sie ihn im
Backofen für ca. 50 Min. (Mitte). Nehmen Sie den
fertigen Kuchen heraus und lassen Sie ihn für 5
Min. abkühlen, lösen Sie ihn vorsichtig aus der
Form und lassen Sie ihn weiter auskühlen.

Für die Garnitur waschen Sie die Orangen,
trocknen Sie sie ab, reiben Sie die Schale von 1
Orange fein ab. Ziehen Sie mit einem Zestenreißer
von der zweiten Orange feine Streifen ab. Mischen
Sie die abgeriebene Orangenschale mit Butter und
Vanille-Puderzucker cremig. Rühren Sie den
Frischkäse portionsweise unter. Schneiden Sie den

Tortenboden einmal quer durch, legen Sie ihn auf eine Tortenplatte und bestreichen Sie ein Drittel mit der Creme. Legen Sie den Kuchendeckel oben drauf und bestreichen Sie die restliche Torte rundherum mit Creme. Bestreuen Sie die Torte zum Schluss mit den Orangen Zesten.

Zuckerfreie Schwarzwälder Kirschtorte

Der Kuchenklassiker kommt hier ohne Zucker und ohne Alkohol aus. Eine Torte auch für Kinder! Eine wahre Gaumenfreude!

Zutaten

Für den Teig
- 3 Eier (M)
- 3 1/2 EL Kokosöl
- 80 ml ungesüßter Haferdrink
- 1 EL Dattelpaste siehe Rezept-Tipp oder ersatzweise Dattelsirup
- 160 g Vollkorn-Dinkelmehl
- 50 g gemahlene Mandeln
- 4 EL Kakaopulver
- 1 Prise Salz
- 1 1/2 EL Weinstein-Backpulver

Für die Füllung und die Garnitur

- 250 g Joghurt
- 125 g Quark (20 % Fett i. Tr.)
- 4 EL Reissirup
- 1 Msp gemahlene Vanille
- 100 ml Milch
- 1 Pck. Agar-Agar (6 g)
- 75 g Sahne
- 1 Glas Sauerkirschen (195 g Abtropfgewicht)
- 4 EL Kakaonibs

Außerdem

- Springform (18 cm Ø)
- Fett für die Form

Rezept Infos
Portionsgröße: für 1 Torte (8 Stücke)
Schwierigkeitsgrad: mittel
Zeit: 30 bis 60 min Zubereitung, mehr als 90 min Dauer

Zubereitung

Heizen Sie den Backofen auf 175° vor und fetten Sie die Form ein. Trennen Sie für den Teig die Eier. Schlagen Sie das Eiweiß steif und erwärmen Sie das Kokosöl, bis es flüssig ist. Verrühren Sie es mit dem Eigelb und der Hafer Dinkel und Dattelpaste. Mischen Sie das Mehl mit den gemahlenen Mandeln, Kakaopulver, 1 Prise Salz und Backpulver in einer Schüssel. Gießen Sie nun die Haferdrink Mischung hinzu. Verrühren Sie alles nun zu einem glatten Teig und heben Sie den Eischnee unter. Dritteln Sie den Teig. Füllen Sie jede Teig Portion in die Form und backen Sie sie im Ofen (Mitte) für ca. 8-10 Min. Nehmen Sie sie heraus und lassen Sie sie abkühlen.

Für die Füllung verrühren Sie den Joghurt, den Quark, den Reissirup und die Vanille. Kochen Sie die Milch in einem kleinen Topf auf, rühren Sie die Agar-Agar unter und lassen Sie es für 1 Min. köcheln. Geben Sie die Joghurt-Quark-Mischung nach und nach dazu und rühren Sie sie unter. Schlagen Sie die Sahne steif und heben Sie sie unter.

Lassen Sie die Kirschen in einem Sieb abtropfen.

Legen Sie ein paar Kirschen und 2 EL Kakao-Nibs für die Garnitur zur Seite. Heben Sie den Rest der Kirschen und die Kakao-Nibs unter die Füllung. Legen Sie einen Tortenboden wieder in die Form. Verteilen Sie ein Drittel die Füllung. Legen Sie nun den zweiten Boden darauf und verteilen Sie auch hier wieder ein Drittel der Füllung. Beenden Sie das Ganze mit dem letzten Tortenboden und der restlichen Füllung. Garnieren Sie die Torte nun mit den restlichen Kirschen und den 2 EL Kakaonibs und stellen Sie sie für mind. 2 Std. kalt.

Lösen Sie die Torte erst kurz vor dem Servieren aus der Form.

Haftungsausschluss

„Die Verwendung der Informationen in diesem Buch und die Umsetzung derselben erfolgt ausdrücklich auf eigenes Risiko. Der Autor kann für etwaige Unfälle und Schäden jeder Art, die sich bei der Zubereitung der Speisen ergeben, aus keinerlei Rechtsgrund die Haftung übernehmen. Haftungsansprüche gegen den Autor für Schäden jeglicher Art, die durch die Nutzung der Informationen in diesem Buch, bzw. durch die Nutzung fehlerhafter und/ oder unvollständiger Informationen verursacht wurden, sind ausgeschlossen. Folglich sind auch Rechts- und Schadenersatzansprüche ausgeschlossen. Der Inhalt dieses Werkes wurde mit größter Sorgfalt erstellt und überprüft. Der Autor übernimmt keine Gewähr und Haftung für die Aktualität, Korrektheit, Vollständigkeit und Qualität der bereitgestellten Informationen. Druckfehler können nicht vollständig ausgeschlossen werden. Weiterhin beruht der Inhalt dieses Werkes auf persönlichen Erfahrungen und Meinungen des Autors. Der Inhalt darf nicht mit medizinischer Hilfe verwechselt werden."

Impressum

www.ingramcontent.com/pod-product-compliance
Lightning Source LLC
Chambersburg PA
CBHW031415250726
48656CB00002B/688